BASEN-MODUS:
Wissen warum und dran bleiben!

MIX
Papier aus verantwortungsvollen Quellen
Paper from responsible sources
FSC® C105338
FSC
www.fsc.org

Rita Liebke

BASEN-MODUS: Wissen warum und dran bleiben!

Wichtiger Hinweis:
Sämtliche Texte, speziell alle Ratschläge und insbesondere alle Texte im Zusammenhang mit medizinischen Inhalten – speziell Krankheiten – sind von Autor und Hrsg. sorgfältig erwogen und geprüft. Sie bieten jedoch keinen Ersatz für kompetenten medizinischen Rat. Soweit Krankheiten und Krankheitssymptome im vorliegenden Text abgehandelt werden, muss die medizinische – speziell medikamentöse – Behandlung in jedem Fall mit dem behandelnden Arzt besprochen und abgestimmt werden. Jeder Leser ist für sein eigenes Handeln selbst verantwortlich. Alle Angaben in diesem Buch erfolgen daher ohne jegliche Gewährleistung oder Garantie seitens des Herausgebers oder des Autors. Eine Haftung des Autors beziehungsweise des Herausgebers und seiner Beauftragten für Personen-, Sach- und Vermögensschäden ist ausgeschlossen.

Bibliografische Information der Deutschen Nationalbibliothek:
Die Deutsche Nationalbibliothek verzeichnet diese Publikation in der Deutschen Nationalbibliografie; detaillierte bibliografische Daten sind im Internet über http://dnb.d-nb.de abrufbar.

Satz, Umschlaggestaltung, Herstellung und Verlag:
BoD – Books on Demand

ISBN: 978-3-7357-6405-8

www.ritaliebke.de

Inhaltsverzeichnis

Danken möchte ich meinem Mann, Günter Frings,
für die stete Bereitschaft mit mir
über das Thema Basen zu diskutieren,

meinem Sohn Melle Haas,
der als Erster nach diesem Buch eine Basenfastenkur durchführte
und mir dadurch wertvolle Ergänzungen lieferte,

und dem Team des Kloster Gerode,
ohne die es das Buch nicht geben würde.

Ich kann nicht kreativ sein,
wenn ich körperlich
aus dem Gleichgewicht bin.

Vorwort: Wie bin ich zur Base gekommen?

Meine erste Berührung mit dem Basenfasten hatte ich im Kloster Gerode.

Mein Mann hatte mich dorthin empfohlen, als er eine langjährige Patientin in der Sprechstunde wiedertraf und sie frisch und vital vor ihm saß, nur um ihre gesund gewordene Haut zu zeigen, die sie nach einem vierzehntägigen Azidoseaufenthalt im Kloster Gerode bekommen hatte. Er war so fasziniert von der ehemals sehr kränklichen und immer klagsamen Dame, dass er am Abend zu mir sagte: „Da musst Du auch hin."

Denn mein körperlicher Leidensdruck war in den letzten Jahren immer stärker geworden. Damals verabreichte mir mein Arzt täglich 60 bis 80 mg Säureblocker, damit ich meinen beruflichen Alltag bewältigen konnte. Seit einiger Zeit nahm meine Vitalität stetig ab. Bei jedem Urlaub wurde ich gleich in den ersten Tagen krank, bekam eine ordentliche Erkältung (auch im Sommer) oder Darmbeschwerden. Ich fühlte mich ständig matt und musste täglich immer mehr Kraft aufwenden, um meine mir selbst gesteckten Leistungsziele zu erreichen.

Kaum kam ich am Abend nach Hause, ging ich gleich ins Bett, um zu schlafen. An manchen Tagen im Winter lag ich bereits gegen 20 Uhr gewaschen und gecremt mit Wärmflasche im Bett. Einmal, auf Amrum, schlief ich vierzehn Stunden an einem Stück und wurde trotzdem nicht munterer.

Ich befolgte Günters Rat und wusste damals noch nicht, dass dieser Aufenthalt mein Leben gänzlich umkrempeln sollte. Ich machte mich auf den Weg.

Nach der vierzehntägigen Kur fühlte ich mich nicht nur zehn Jahre jünger, sondern zwanzig Jahre oder mehr. Ich war wieder energiegeladen und freute mich am Morgen auf den Tag und die Aufgaben, die vor mir lagen! Ich hatte mich nach diesen vierzehn Tagen auch äußerlich verjüngt. Keine Beautyfarm kann wohl ein solch straffes Haut- und Bindegewebe hervorzaubern. Die Konturen von Gesicht und Körper erschienen wieder klar erkennbar, wie wunderbar!

Hier das Ergebnis nach nur vierzehn Tagen Basenfasten:

Beruflich: Es gab mir den Anstoß, ein neues Projekt zu verwirklichen.

Privat: Ich nahm wieder aktiv am Leben teil und traf mich jetzt gerne mit Freunden.

In der Ehe erlebte ich einen Neuanfang mit allen dazu gehörigen Gefühlen. Mein gesamtes Umfeld bemerkte, dass mein früheres Lachen wiedergekehrt war.

Dem gesamten Team des Klosters Gerode bin ich sehr dankbar für dessen außergewöhnliche Arbeit am Menschen.

Seit dieser Zeit bin ich begierig, neue Erkenntnisse über das Basenfasten zu erlangen und möchte diese Erfahrungen mit all jenen teilen, die sich niedergeschlagen und matt fühlen, sich aber trotz alledem Neugier und Mut bewahrt haben, um aus dieser Not herauszukommen.

Lieber Leser: Vierzehn Tage sind auf Ihr gesamtes Leben gesehen keine lange Wegstrecke; lassen Sie sich ein auf diese Umstellung Ihrer Ernährung, die auch Ihr Leben beeinflussen wird!

1. Einführung

Ziel

Beim Basenfasten bringen wir den Körper gewissermaßen in seinen Urzustand zurück. Durch einen Überschuss an basenbildender Nahrung, Ruhe, Bewegung und Massage erreichen wir die eingelagerten Schlacken im Bindegewebe, die die natürlichen Funktionen des Körpers stark behindern können: Diese Ablagerungen weitgehend zu entleeren ist unser Ziel!

Sicher werden wir auch nach der Kur immer wieder zu viele säurehaltige Lebensmittel zu uns nehmen, nur können wir uns jetzt dessen bewusst sein und bei Bedarf gegensteuern. Auf diese Weise werden wir uns einen leistungsfähigen Körper und einen fitten Geist bewahren, der die an ihn gestellten Anforderungen bestens erfüllen kann.

Für wen ist diese Kur?

Für alle, die unspezifische Beschwerden durch Säureüberschuss im Organismus haben. Sie bemerken ihn, wenn Sie zum Beispiel

- sich oft grundlos müde und schlapp fühlen
- Probleme mit dem Kreislauf haben, denen keine Ursache zugrunde liegt.

Oder, wenn Sie

- oft unter Schmerzen leiden, vor allem bei Rheuma, Gicht und Osteoporose,
- unter Diabetes leiden,
- unter Hautproblemen leiden,
- unter Darm- oder Magenproblemen leiden,

- immer wieder eine Erkältung bekommen oder,
- immer wieder ohne Grund erkranken,
- unter häufigen kleinen Unannehmlichkeiten, wie z.B. dem Auftreten von Fußpilz oder Fußwarzen leiden.

Basenfasten empfiehlt sich auch, wenn Sie
- rasch Ihr Gewicht regulieren wollen oder
- als Prophylaxe gegen das Vergessen, also Alzheimer und Demenzerkrankung und
- für alle, die in der zivilisierten Hochkultur mit ihren besonderen Lebensgewohnheiten und dem alltäglichen Luxus leben und ihrem Körper hierdurch so wenig Schaden wie möglich zufügen wollen.

Wie oft darf ich diese Kur machen?

Zweimal im Jahr ist ein sinnvoller Rhythmus, um den Säure-Basen-Haushalt auszugleichen und sich gesund zu erhalten.

Ich mache die Basenkur zum Beispiel immer vor der Adventszeit und vor Ostern.

Nach üppigen Mahlzeiten können Sie gleich mit ein bis zwei Tagen Basenfasten gegensteuern. Viele Menschen haben sich einen Tag Basenfasten in der Woche angewöhnt. Der täglich anfallende Basenüberschuss wird auf diese Weise umgehend – ohne Hunger oder Kraftlosigkeit einer zehrenden Diät – wieder ausgekehrt.

Wenn Sie diese Kur zum ersten Mal beginnen, sollten es aber mindestens sieben Tage, besser zehn bis vierzehn Tage am Stück sein, sonst erreichen Sie das angestrebte Ziel nie und kratzen immer nur an der Oberfläche.

Gewicht abnehmen

Wollte ich früher mein Gewicht regulieren, habe ich es mit Diäten probiert und mich gewundert, dass ich erst nach zwei bis drei Tagen anfing, hundertgrammweise mein Gewicht zu verlieren.

Kam bei mir noch viel Stress hinzu, weigerte sich der Körper „etwas herzugeben". Für ihn waren Diätkuren Notzeiten und in diesen wollte er nichts hergeben und alles behalten.

! Wichtig:
Ein übersäuerter Körper nimmt kein Gewicht ab!

Ich kann Ihnen daher versprechen, dass Sie, wenn Sie sich an die Anweisungen des Buches halten, in diesen vierzehn Tagen nicht von Hunger geplagt werden, sondern sich satt und sehr wohl fühlen werden. Natürlich bleibt die eintrainierte Lust auf Säuren erhalten und der Körper verlangt nach seinen gewohnten „Giften" wie Koffein, Teein, Alkohol, Süßem und Weißmehlprodukten.

Abnehmen und sich von „Giften" zu trennen gelingt nur mit „Genussverzicht". Es bedeutet aber nicht, dass Sie leiden werden, sondern dass Sie neue Geschmacksrichtungen entdecken werden.

Der Drang nach den gewohnten säurehaltigen Lebensmitteln lässt am dritten Tag merklich nach, die Umstellung ist Ihnen gelungen und der Körper hat ein neues Programm gestartet: das Ausscheidungsprogramm. Belohnt werden Sie mit zirka vier Kilogramm weniger an Körperfett und „Giftstoffen", wenn Sie keinen Fehltritt begehen. Vierzehn Tage gehen rasch vorbei und der Erfolg ist gerade beim ersten Mal unübersehbar. Freunde und Nachbarn werden Sie von sich aus auf Ihr gesundes Aussehen (gerade auch im Gesicht) und Ihre Fitness ansprechen. Dabei tun Sie nicht nur etwas für Ihren Körper und damit etwas für Ihre Gesundheit, sondern gleichzeitig auch für Ihren Kopf und Ihre gesamte Ausstrahlung, das man sofort wahrnimmt!

Falls Abnehmen Ihr Hauptziel sein sollte, bringen Sie Ihren Stoffwechsel alle sechs Stunden auf Hochtouren. Das gelingt Ihnen, indem Sie sich zehn Minuten körperlich so sehr anstrengen, dass Sie leicht ins Schwitzen kommen. Mit einem Flexi-Bar® (Vibra-Stange) oder mit dem Vibroswing-Set (Smovey®) vergehen die Minuten rasch und Sie werden bald Spaß an neuartigen Bewegungen haben. Diese Trainingsgeräte sind für zu Hause und unterwegs konzipiert.

Die Stange lässt sich zerlegen, die Ringe passen in jeden Rucksack. Ich kaufe Sportgeräte immer nur im Original, weil ich dann sicher bin, mir keinen gesundheitlichen Schaden durch schlechtes Material zuzufügen.

Oder Sie steigen ein bis zweimal zu Fuß bis in den fünften Stock eines Hauses und pushen so die Fettverbrennung. Bevor es losgeht, kontrollieren Sie Ihre Haltung: Die Füße stehen hüftbreit auseinander, die Knie sind leicht gebeugt, der Oberkörper ist aufgerichtet, die Schultern sind nach unten, hinten zusammengezogen. Die Bauchmuskeln bleiben, bis Sie ganz oben sind, angespannt. Ihren Po kneifen Sie so fest zusammen, als ob ein Zweieurostück dazwischen klemmt. Sie lassen es die ganze Zeit über gedanklich nicht los. Dadurch kippen Sie Ihr Becken automatisch nach vorne. Die Kraft zum Aufsteigen nehmen Sie in dieser Körperhaltung aus den hinteren Beinmuskeln und dem Po!

Wir haben von Natur aus einen Körper, der sich bewegen kann und muss. Wenn wir zu viel sitzen, verbrennen wir kein Fett. Das ist allgemein bekannt. Neu ist aber, dass es genügt, sich alle sechs Stunden für eine kurze Zeitspanne von nur zehn Minuten zu bewegen, um den Stoffwechsel den ganzen Tag auf Trab zu halten. Ihr Puls steigt an und Ihnen wird schön warm dabei.

Wenn Sie um 8:00 Uhr aus dem Bad kommen, bedeutet es, dass Sie Ihren Stoffwechsel um 8:00 Uhr, 14:00 Uhr, und um 20:00 Uhr pushen, so bleiben Sie immer im Abnehmmodus und Ihre Gelenke, Bänder und Sehnen werden es Ihnen durch Langlebigkeit danken.

Ein Krafttraining, das über eine Stunde und mehr andauert, ist für den Körper eher ungesund und zehrt ihn aus. Eine moderate und kontinuierliche Bewegung bringt für das zügige Abnehmen immens mehr.

Bitte lesen Sie besonders aufmerksam die drei Kapitel über die Darmreinigung mit Bittersalz, die tägliche Abendmassage und unsere Darmfunktion durch.

Das morgendliche Bittersalz (gelöst in Wasser, täglich einen halben Teelöffel voll, nüchtern getrunken) wirkt, über sieben bis vierzehn Tage eingenommen, wie ein (sanfter) Darmbesen auf den Verdauungstrakt.

Es werden viele dort ansässige, überschüssige und störende Bakterien vernichtet und ausgeschieden. Jetzt kann eine andersgeartete Darmflora entstehen. Durch Ihre "ursprüngliche" Ernährung, die frei von Zucker, Weißmehl und Alkohol ist, wachsen vermehrt kaloriensparende Prevotellabakterien, die eine Verdauungshilfe sind. Darüber hinaus wirken diese Bakterien direkt auf den Stoffwechsel, was die Schleimhaut weniger durchlässig für schädliche Moleküle macht und uns einen Schutz gegen Vergiftung und Infektionen bietet (Quelle: Wikipedia). Es lohnt sich also in vielerlei Hinsicht, diese Ernährungsform vierzehn Tage beizubehalten. Sie wird Ihnen für lange Zeit nur Gutes bringen!

Der Genuss des Essens währt nur zwei Sekunden, d.h. der Genuss ist vorüber, wenn Sie einmal mit dem Finger schnippen, jetzt müssen Sie weiter essen, um Geschmack nachzulegen, damit der Genuss bleibt. Die Freude an geistiger Beschäftigung hingegen hält oft für mindestens einige Stunden an. Falls Sie skeptisch seien sollten, probieren Sie es aus! Hören Sie evtl. anspruchsvolle Musik einmal anders, indem Sie sich flach auf den Boden legen und die Augen schließen. Oder lernen Sie mal wieder ein Gedicht auswendig und tragen es Ihrer Familie oder sich selber vor. Wenn Sie gerne malen, kaufen Sie sich einen kleinen Malkasten, sechs Grundfarben genügen. Produzieren

Sie ein Bild, das nichts Konkretes zeigt und Ihre Stimmung festhält. Lassen Sie Ihrer Phantasie freien Lauf. Ich bin mir sicher, dass Sie etwas finden, an dem Sie Freude haben werden und Ihrem Kopf auf diese Weise Nahrung verschaffen können.

! Wichtig:

- Der Geist wird gerne sinnvoll beschäftigt.

2. Tägliche Praxis des Basenfastens

Abend

Ihr Basenfasten beginnt am Abend. Während der gesamten Kur bereiten Sie sich (in den ersten ein bis zwei Wochen jeden Abend!) vor dem Zubettgehen Ihren Entschlackungs- und Darmreinigungsdrink für den nächsten Morgen vor: Füllen Sie ein Wasserglas zur Hälfte mit kaltem Wasser, geben Sie einen knapp gestrichenen Teelöffel mit Bittersalz hinein und rühren Sie um. Das Salz kann sich während der Nacht gut auflösen. Bittersalz bekommen Sie in der Apotheke. Es wird in der Heilfürsorge für die Darmreinigung eingesetzt. Glaubersalz reinigt auch die übrigen Organe.

(Morgendliches) Ölziehen

Meine Eltern kamen aus Osteuropa: dort ist das Ölschlürfen in jedem Haushalt bekannt, denn durch die ungesättigten Ölsäuren und Vitamine im Öl wird die Selbstheilung in Mund- und Rachenraum aktiviert. Die Ursache dafür: Es wird vermehrt IGA (Immunglobulin A) produziert.

Immunglobulin A ist ein Antikörper und stellt eine bedeutende Abwehrbarriere gegen Krankheitserreger dar.

Beim Ölschlürfen werden Bakterien und Pilzelemente gebunden und mit dem Öl-Speichelgemisch nach ca. 15 – 20 Minuten ausgespukt.

Selber habe ich in meinem Umfeld positive Effekte bei: Allergien, Zahnproblemen, Tränensäcken, Nebenhöhlenentzündungen, Magensäure und Bronchitis gesehen. Es kann nach der Literatur sogar ausprobiert werden bei: chronischer Blutkrankheit, Arthrose, Ekzeme, Darmkrankheit und Nierenbeschwerden.

In Osteuropa kommt das Ölziehen selbstverständlich bei den genannten Krankheiten zur Anwendung.

In dortigen Kliniken wird es morgens nüchtern, vor dem Frühstück, an die Patienten ausgegeben. Falls Sie es ausprobieren möchten, verfahren Sie wie folgt: auf leeren Magen einen Esslöffel kaltgepresstes Sonnenblumenöl im Mundraum ständig hin und her bewegen, dabei wird es durch die Zähne gezogen und in alle Mundwinkel gespült. Die Konsistenz verändert sich dabei. Anfangs wird es dickflüssig , während des "Kauens" wieder dünnflüssig. Das inzwischen klar gewordene Öl wird weiß wie Milch ausgespuckt.

Danach den Mund gründlich mit warmem Wasser ausspülen. Dieses Prozedere kann 3 mal am Tag, vor jeder Mahlzeit, ebenfalls nüchtern, wiederholt werden. Da jedes Mal Bakterien und Pilzelemente entsorgt werden, hat die Anwendung eine positive Auswirkung auf den gesamten Organismus. Jetzt wollen wir aber unser Augenmerk auf den Darm legen.

Morgen

Jeden Morgen füllen Sie als Erstes das Glas mit dem am Vorabend aufgelösten Bittersalz mit kaltem Wasser auf, rühren um und trinken in einem Zug aus, ohne abzusetzen. Auf diese Weise gelangt das Bittersalz in Schnellpassage durch die so genannte „Magenstraße“ direkt durch Magen und Zwölffingerdarm in den Dickdarm, wo seine Wirkung einsetzen kann.

Bringen Sie die bittersalzhaltige Lösung möglichst nicht an den Zungenrand, hier sitzen die Rezeptoren für die Wahrnehmung von „bitter“, also rasch runter damit.

Der bittere Geschmack verschwindet bald. Trinken Sie mindestens fünfzehn Minuten, besser dreißig Minuten nichts Weiteres.

Inzwischen beginne ich mit meiner Morgentoilette.

Dabei baue ich eine ausgiebige und übertriebene „Grimassenmassage“ ein, in der ich versuche, jeden Gesichtsmuskel zu bewegen. Hierfür öffne ich Augen, Nase und Mund riesengroß, danach ziehe ich sie spitz zusammen. Es folgt ein übertriebenes Herausstrecken der Zunge, Rollen der Augen in jeder Richtung und lautes ausgiebiges Gähnen.

Legen Sie die Handinnenflächen flach auf das Gesicht und verschieben Sie die Haut leicht.

Gesichtsmassage

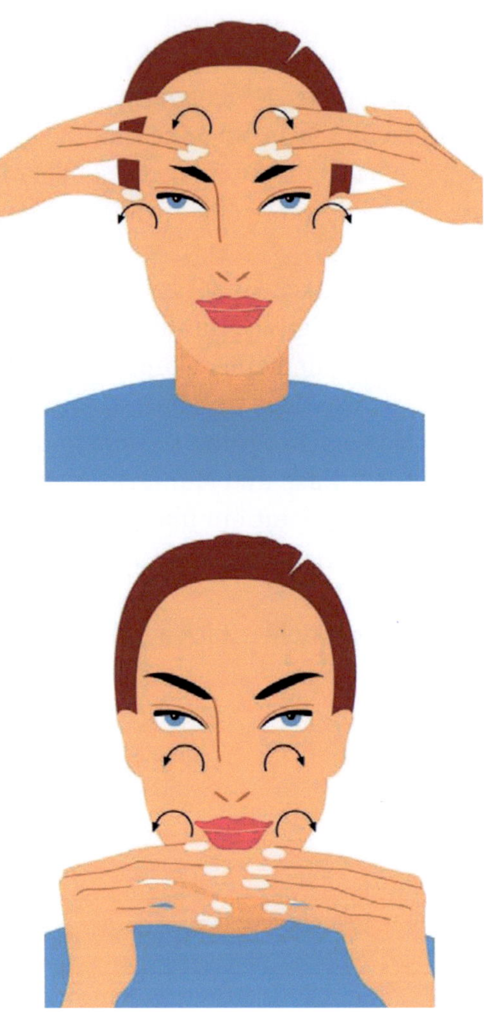

Gesichtsmassage: Druckgriffe von oben nach unten und innen nach außen in „Schwimmrichtung“

Oder beginnen Sie mit der Massage im Bindegewebe.

„Dazu massieren Sie die Haut mit sanftem Druck der Fingerkuppen, grundsätzlich von oben nach unten und von der Mitte nach außen. Sie lösen dabei die Haut vom Unterhautgewebe, damit sie sich wie ein Kleiderstoff neu über das Gesicht legen kann. Sie lockern dabei Verspannungen, fördern die Durchblutung, den Stoffwechsel und die Hauterneuerung, lösen Ablagerungen und trainieren die Subcutis (Unterhaut). So gehts: Sie legen beide vier Fingerkuppen auf die obere Stirn und verschieben mit sanftem Druck die Haut auf dem Knochen von innen nach außen, also in Schwimmrichtung und zählen dabei bis 5. Jetzt lösen Sie die Finger von der Haut und setzen sie dann – ohne auf der Haut zu gleiten – auf die nächste Hautpartie auf. Bei Abnahme der Finger soll die massierte Haut für kurze Zeit hell erscheinen, dann haben Sie den richtigen Druck ausgeübt!

Vergessen Sie Nase, Oberlippe und das Kinn nicht."

Durch diese starken (Turn-)Bewegungen kommt die Lymphe an Gesicht und Hals in Fluss und kann abströmen.

Resultat: ein schönes schlankes Gesicht.

Körpererweckung

Danach beginnen Sie mit einem einminütigen Hüpfen auf der Stelle, wobei Sie die Zehen nicht vom Boden heben.

Nach dieser „Körpererweckung" sollten fünfzehn Minuten Yogaübungen folgen. Wer keine Übungen kennt, dem empfehle ich die „fünf Tibeter" als hervorragende Aktivierung des gesamten Körpers. Es gibt zahlreiche Bücher darüber, aber auch viele Informationen im Internet.

Als Nächstes folgt eine entstauende Massage der Arme und Beine: Sie beginnen sich selber von den Füßen bis hinauf zu den Oberschenkeln mit einem Melk- und Knetgriff zu massieren oder benutzen das

Schröpfglas, um auch hier Ablagerungen zu lockern und für den Abtransport aus dem Körper bereitzustellen. Für den Melkgriff fassen Sie zum Beispiel Ihre Oberschenkelinnenseite mit der ganzen Hand an und drücken rhythmisch Ihre Finger zum Handballen. Beide Massagen wirken belebend und erfrischend. Sie werden danach hellwach sein. In den Schlacken und im eingelagerten Körperfett befinden sich die Säuren, die jetzt leichter abtransportiert werden können. Sie müssen nur aktiviert und auf den Weg gebracht werden.

Wichtig: Während Ihrer vierzehntägigen Basenfastenwoche cremen Sie bitte Ihren Körper nicht ein und benutzen auch kein Deo, um den Säureabfluss an den Lymphaustrittsstellen nicht zu behindern. Eine Bürstenmassage während des Duschens oder gleich danach öffnet die Hautporen. Die Säure kann an diesen Austrittpforten leichter abfließen. Bitte streichen Sie immer zu den Ausscheidungspunkten hin.

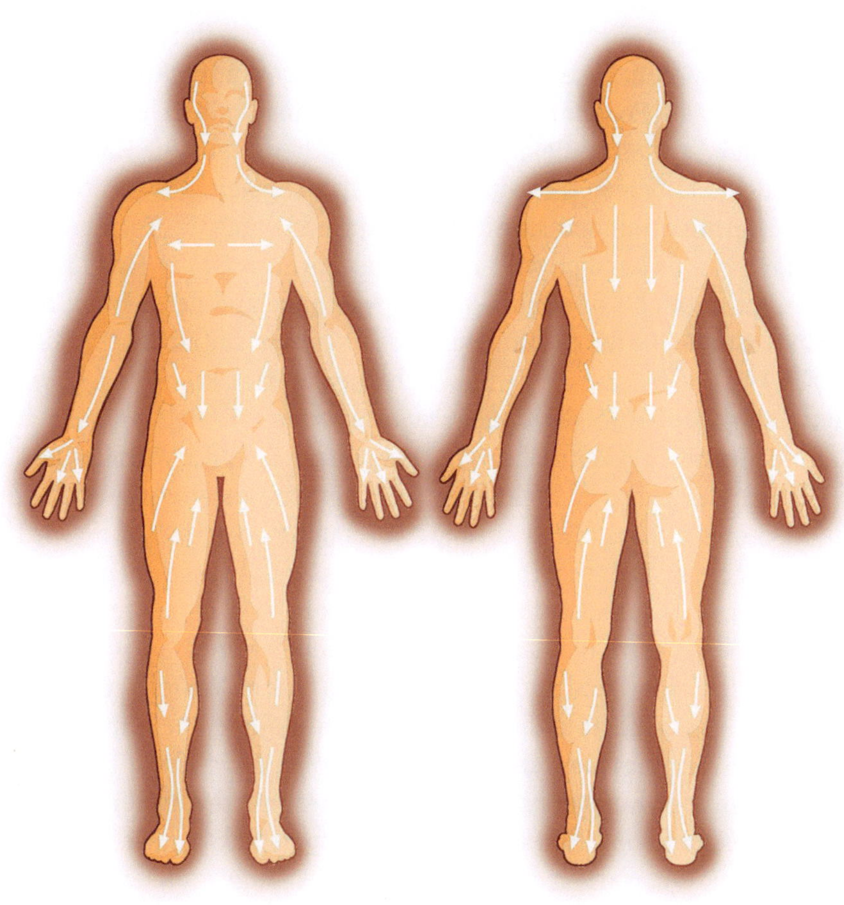

Schema der Strichrichtungen für die basische Massage

Schröpfen

Wenn Ihr Partner Sie unterstützen möchte, bitten Sie ihn ein- bis zweimal pro Woche um eine Schröpfmassage des gesamten Rückens vom Nacken bis zum Po. Schröpfköpfe mit Gummiball gibt es im Internet oder in der Apotheke. Gleich nach dem Duschen, wenn die Haut noch Restfeuchte aufweist, gleitet der Schröpfkopf am leichtesten über die Haut. Hiermit erreichen Sie die Unterhaut und damit das Fettgewebe. Bei der Schröpfmassage wird durch den Unterdruck die Haut angesogen (es entsteht eine kräftige Saugwirkung) und der Schröpfkopf zieht wie ein Pflug durchs Bindegewebe. Dieses stimuliert die Lymphe; Schlacken und Fettdepots können sich lösen und leichter entsorgt werden. Folgen Sie bei der Schröpfmassage immer den Muskelsträngen und fahren Sie mit dem Schröpfglas niemals direkt über die Wirbelsäule.

Ein weiterer positiver Effekt ist, dass die Organe angeregt werden und durch die vermehrte Durchblutung das Immunsystem gekräftigt wird.

Bitte denken Sie daran: In den Fettzellen sind Informationen gespeichert. Der Volksmund sagt treffend „Kummerspeck“ dazu. Wenn diese jetzt abgebaut werden, kann es bei ihnen vielleicht zu Traurigkeit und Antriebsschwäche kommen, weil der Körper sich an Vergangenes erinnert. Das lässt nach, je länger Sie mit der Behandlung fortfahren. Bitte bedenken Sie, dass Sie sich jetzt beim „großen Aufräumen“ in Ihrem Körper befinden und verschiedene Emotionen aufsteigen können.

Das Bindegewebe ist eine sehr aktive Körperstruktur, der Internist Dr. Hauss u. v. a. warnen davor, das Bindegewebe zu vernachlässigen.

Er wies in histologischen Untersuchungen nach, dass Stress, Vergiftung, Bestrahlung, Fehlernährung, körperliche Überbelastung, Wärme und Kälte, bakterielle oder virale Infektionen und so weiter zunächst eine Reaktion im unspezifischen gesamten Mesenchym (Bindegewebe) hervorrufen.

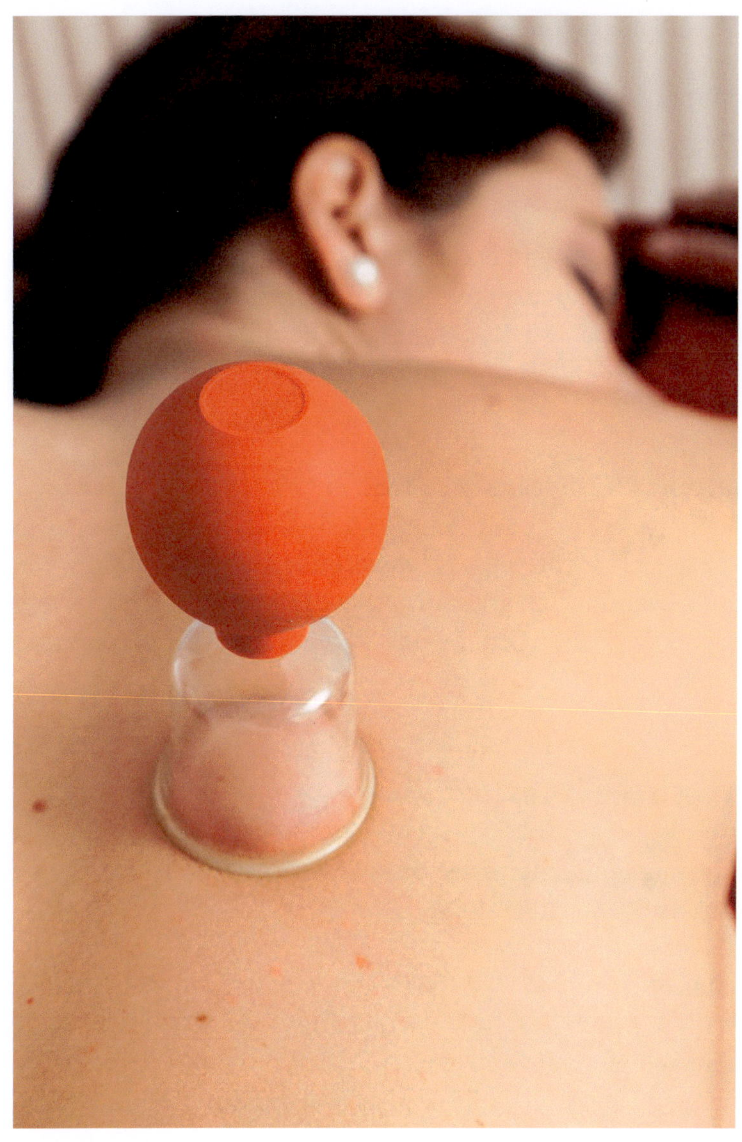

Das Schröpfglas wird so aufgesetzt, dass die Haut im Glas fest angezogen wird

Seine Ergebnisse unterteilte er in drei Stadien:

1. Das Bindegewebe erhöht seinen Stoffwechsel.
2. Die Mesenchymzelle steigert alle ihre Aktivitäten.
3. Kapillarwandzellen veränderten sich, der Transport stockt.

Dr. Hauss konnte damit erklären, wie sich Arteriosklerose oder Rheuma aus dem Mesenchym heraus begreifen lassen. Jede Krankheit beginnt im Bindegewebe. (Abele, Johann: Das Schröpfen)

! Wichtig:
Die Säure im Bindegewebe ist nur mit Massagen zu lösen.

Falls Sie sich nicht selbst massieren können, gehen Sie in dieser Zeit alle zwei Tage zu einem Therapeuten, der die Bindegewebsmassage und das Schröpfen, eventuell auch die Fußreflexmassage, beherrscht.

Das basische Frühstück

Auf die morgendlichen Prozeduren folgt das Frühstück, das Sie ohne großen Aufwand zubereiten:

Mischen Sie in einem Topf 200 ml kaltes Wasser, einen halben Esslöffel Haferkleie, einen halben Esslöffel Leinsamen, drei Esslöffel basische Müslimischung, zum Beispiel „Morgenstund®“ der Firma Jentschura, und lassen Sie sie unter Rühren aufwallen. Einen halben Apfel in die Müslischale reiben, einen knappen Esslöffel Olivenöl unterrühren, jetzt den Brei dazu, umrühren, fertig.

Oder Sie können dasselbe essen wie am Mittag, das heißt, Pellkartoffeln und Gemüse aus dem Dampfgarer. Das lässt sich leicht am Abend vorbereiten.

Trinken Sie danach 1 bis 2 Becher Basenkräutertee.

Für Magenempfindliche gilt: Eine halbe Stunde vor und nach dem Essen wird nichts getrunken, damit die Magensäure nicht unnötig in die Speiseröhre steigt. Danach gibt es einen leckeren Kräutertee Ihrer Wahl.

Wenn Sie unter starken Magensäureproblemen leiden, ist der gesamte Körper schon sehr übersäuert und schafft den Abtransport über den Atem, Urin, Kot und Schweiß nicht mehr selbständig, das heißt, er braucht dringend Ihre Hilfe! Zögern Sie nicht, beginnen Sie noch in dieser Woche mit ihrer Körperaufräumarbeit.

„Magenmenschen" benötigen besonders viele Mineralien, um die Säure zu neutralisieren. Bei ständiger Übersäuerung besteht die Gefahr, dass der Körper sich diese lebenswichtigen Substanzen aus den Zähnen, Knochen und Gelenken holt (Neigung zu Karies und Osteoporose).

! Wichtig:

- Zwischen den Mahlzeiten wird für vier bis fünf Stunden nichts mehr gegessen. So kann sich die Bauchspeicheldrüse erholen und die Insulinproduktion arbeitet nicht durchgehend auf dem höchsten Level.

Sobald wir Nahrung zu uns nehmen, schüttet die Bauchspeicheldrüse Insulin aus und arbeitet ununterbrochen für drei bis vier Stunden; erst nach dieser Zeit hört sie auf und legt eine Pause ein. Nach unserer jetzigen Essenseinteilung hat sie immer mindestens eine Stunde Zeit, um sich von ihrer Arbeit zu erholen. Das ist gleichzeitig auch eine gute Diabetesprophylaxe.

Bitte stellen Sie sich zwei Liter Wasser, die Sie über den Tag verteilt trinken, bereit. So behalten Sie die Kontrolle über Ihr Trinkverhalten.

Das Wasser kann kalt oder warm getrunken werden, sollte aber natürlich still, das heißt, ohne Kohlensäure und andere Zusätze sein, damit Sie über das Trinken keine weitere Säure aufnehmen. Am besten nehmen Sie Leitungswasser, das in Deutschland eine ausgezeichnete Qualität besitzt und das Sie gegebenenfalls durch einen Trinkwasserfilter weiter klären können.

! Wichtig:
Nur mit Wasser kann der Körper entschlacken und Fette abbauen, also langen Sie bitte reichlich zu!

Verbringen Sie zwei Stunden täglich mit Bewegung an frischer Luft, um den Stoffwechsel und die Tiefenatmung anzukurbeln.

Wenn um 8 Uhr gefrühstückt wurde, sollten Sie gegen 11 Uhr eine Trinkpause mit ein bis zwei Bechern purem Kräutertee, das heißt, ohne Milch oder Zucker, einlegen.

Wichtig: Tee ist für den Körper eine „Nahrung", trinken Sie ihn darum bitte nur tassenweise und nicht literweise.

Das basische Mittagessen

Gegen 13 Uhr wird die Hauptmahlzeit, für die Sie sich bitte Zeit nehmen und den Tisch richtig schön eindecken sollten, gegessen.

Vorweg gibt es mittags immer einen kleinen Salat, bestehend aus drei verschiedenen Sorten, zum Beispiel Blattsalat, Tomaten und Gurken.

Der Hauptgang besteht aus Pellkartoffeln in Bioqualität mit Biogemüse.

Das Gemüse variiert täglich, damit der Körper sich daraus nehmen kann, was er benötigt. Bitte beachten Sie dabei die Farben der Gemüsesorten und mischen Sie, denn die unterschiedlichen Farben der Gemüse kennzeichnen wertvolle Schutzstoffe der Pflanzen, die wir Menschen uns zunutze machen können. Kombinieren Sie möglichst immer drei verschiedene Farben, um eine breite, nützliche Auswahl an Wirkstoffen zu sich zu nehmen, zum Beispiel:

- je eine grüne Paprikaschote, eine rote Tomate und eine weiße Zwiebel
- eine rote Möhre, einen weißen Fenchel und eine grüne Zucchini
- eine Stange Lauch, einen kleinen dunkelgrünen Broccoli und einen weißen Kohlrabi

Hier sind der Fantasie und dem Geschmack keine Grenzen gesetzt. Alle Gemüsekombinationen sind möglich, blähende Kohlsorten und Hülsenfrüchte sollten Sie in diesen vierzehn Tagen meiden.

Die Kartoffeln werden nur gebürstet und mit der Schale in den Dampfgarer gegeben. Bitte stellen Sie nach Geräteanweisung die Zeitschaltuhr ein, damit die wertvollen Kartoffeln und das Gemüse nicht verkochen. In der Zwischenzeit bereiten Sie das frische Gemüse zu und legen es in die Gemüseschale des Dampfgarers und garen es ebenfalls. Danach wird alles schön auf einer Platte angerichtet.

Der gemischte Salat wird immer zuerst gegessen. Nicht, damit sie dann schon gesättigt sind, sondern weil unser Körper physiologisch (noch aus der Steinzeit) auf frische Rohkost eingestellt ist. Damals gab es nur kaltes Essen und „Salat“ gehörte einfach dazu. Beides kommt dem Körper deshalb natürlich und bekannt vor! Der Magen muss sich bei der Verdauung nicht besonders anstrengen. Auch werden Sie länger keinen Hunger mehr verspüren, da Rohkost im Darm nur sehr langsam verwertet wird. Dieser Salat wird mit gutem Olivenöl und Gomasio gewürzt. Ein paar Tropfen aus einer frischen Zitrone sind ebenfalls erlaubt, weil

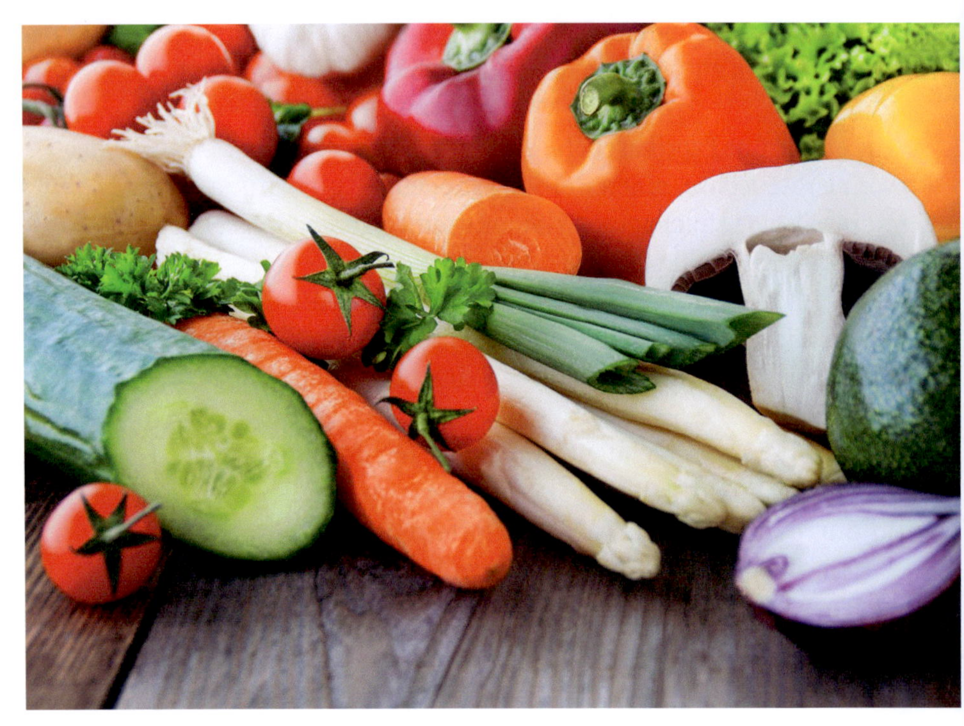

Farbenvielfalt der Gemüsesorten

Zitronensaft im Magen basisch wird. Darüber können Sie eingeweichte Kürbiskerne streuen.

Zur Hauptmahlzeit sollten Sie auf die Pellkartoffeln Butter und auf das Gemüse Olivenöl und Gomasio, das uns wertvolle Mineralien liefert, verteilen.

Wenn die Pellkartoffeln mit der Schale gegessen werden, sind sie sehr gesund, weil sich direkt an und unter der Schale viele Vitamine befinden. Nur wenn der Kalender im Jahr schon Juni oder Juli anzeigt, esse ich die Schale nicht mehr mit. Falls die Kartoffeln grüne Stellen haben, schneiden Sie sie bitte großzügig weg, da diese giftig sind.

Welche Kartoffel mögen Sie gerne?

Eine gute Kartoffel („vorwiegend festkochende" schmecken mir am besten) ist mit Butter und Gomasio schon für sich genommen ein hoher Genuss!

Variieren Sie die Kartoffelsorten und probieren Sie sich durch die verschiedenen Geschmäcker.

Interessant: Unsere heimischen Kartoffeln liegen etwa ein halbes Jahr in der Erde und nehmen in dieser Zeit viele Mineralien auf. Dadurch sind sie nicht zu vergleichen mit den Frühkartoffeln aus dem Ausland.

Es gilt: Lieber eine eingelagerte heimische Kartoffel, als eine junge, die aus dem Süden kommt und nur kurz in der Erde steckte.

Die Kartoffel wird seit einiger Zeit als das neue „Anti- Age-Gemüse" betrachtet, weil sie die Ausschwemmung fördert und den Körper entschlackt. Sie ist reich an Vitaminen (A und B-Komplex) und Mineralien (Magnesium, Kalium, Kalzium). Durch ihren Reichtum an Kalium ist sie gut fürs Herz; die chemisch großen Stärkebausteine schützen zudem vor einem raschen Anstieg des Insulinspiegels.

Diese Erdäpfel enthalten wenige Kalorien. Durch ihre Eiweiße (Aminosäuren) machen sie lange satt und können aufgrund ihrer Inhaltsstoffe Giftstoffe binden.

Warum Bio? Weil Ihr Körper jetzt Höchstleistung vollbringen wird. Das Entsorgen der Schlacken kostet den Körper viel Kraft und um ihm dabei zu helfen, braucht er viele Vitamine und Mineralstoffe. Diese sind in Bioprodukten um ein Vielfaches höher enthalten als in üblichen Gemüse- und Kartoffelsorten.

Mittags sollten Sie ruhig, sich aber vor allem richtig satt essen.

! Wichtig:
Mit maximal 10 bis 15 g Butter (= ein Frühstückspäckchen) und ein bis zwei Esslöffeln Olivenöl würze ich mein Mahl.

Essen Sie mengenmäßig bitte *mehr Gemüse als Kartoffeln*, damit die Verdauung durch Schleimbildung der Kartoffelstärke nicht beeinträchtigt wird. Würzen Sie das ganze Mittagsmahl nach Geschmack gern mit Gomasio.

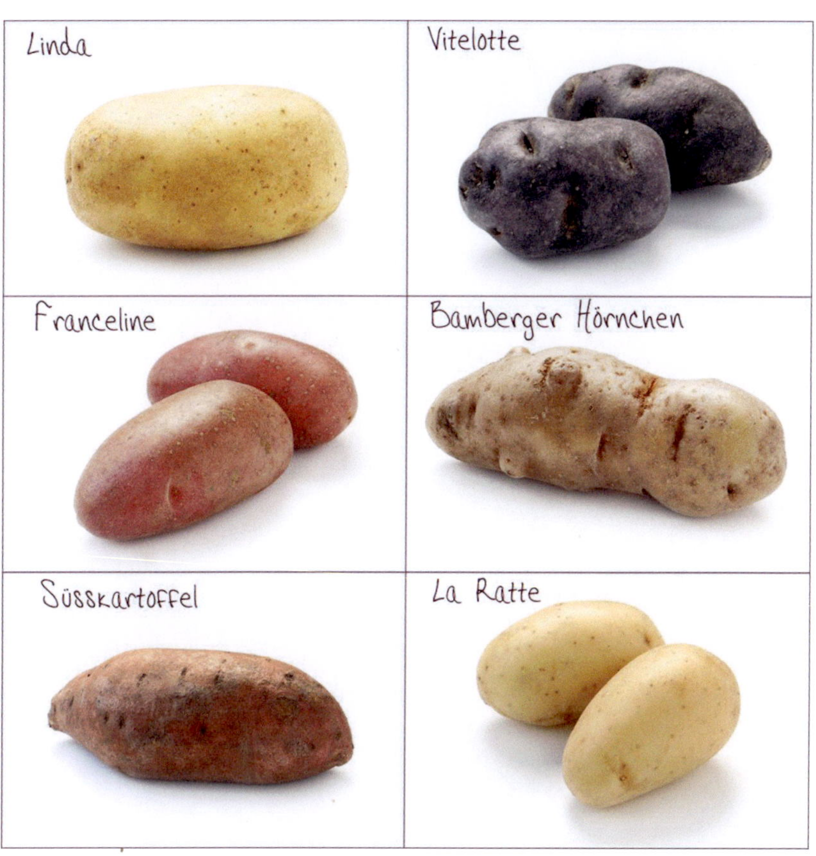

Unterschiedliche Kartoffelsorten

Leberwickel

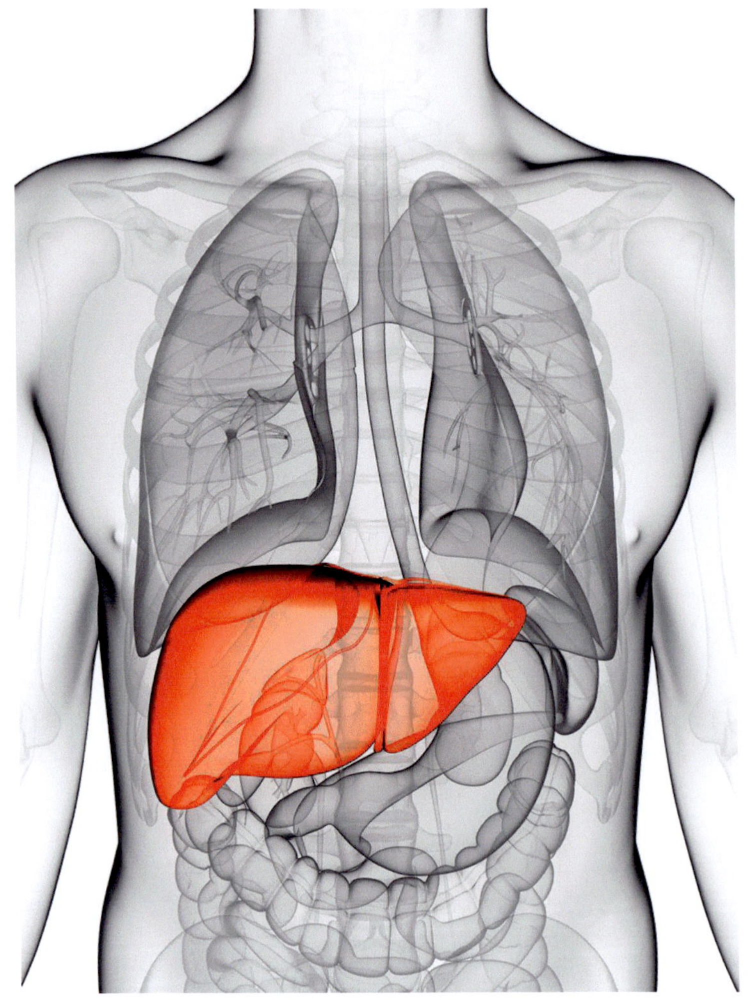

Sitz der Leber (Gewicht ca. 1,5 kg)

Nach dem Mittagessen sollten Sie möglichst eine Stunde liegend ruhen, denn jetzt machen Sie sich einen Leberwickel:

Es wird ein feuchtes Geschirrtuch zusammengefaltet auf die Leber gelegt, darüber kommt die Wärmflasche und um beides herum wickeln Sie ein trockenes Frotteehandtuch. Feuchte Wärme entlastet die Leber, die durch den Wickel höher durchblutet wird. Sie muss jetzt zusätzlich die sich lösenden Schlacken aus dem Körper abtransportieren und kann ein bisschen Hilfe gut gebrauchen.

Honig

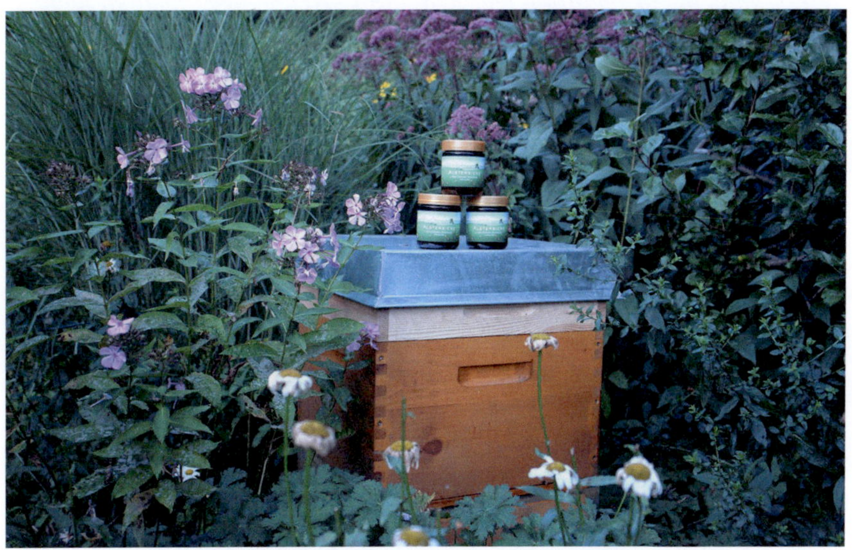

Natürliche Bienenhaltung in Holzkisten

Schon ist es kurz nach 15 Uhr, Zeit für einen Becher Kräutertee. Nur wenn Sie unbedingt möchten, dürfen Sie einen Teelöffel deutschen Honig dazu nehmen.

Bitte kaufen Sie keinen Honig aus Übersee (Südamerika oder China). Nicht nur beim Bier haben wir ein inzwischen freiwilliges Reinheitsgebot, beim Honig ist es ebenso. Der Tee sollte auf 40 Grad abgekühlt sein, wenn Sie den Honig dazugeben, nur so werden die wertvollen Inhaltsstoffe nicht überbrüht und bleiben Ihnen erhalten.

Honig stärkt Widerstandskraft des Körpers

Was Menschen schon seit Jahrtausenden über die Wirkung von Honig wissen und in der Volksmedizin weitergaben, ist nun wissenschaftlich bestätigt.

Erstmals in Mitteleuropa wurde die Auswirkung des regelmäßigen Bienenhonigkonsums auf das Immunsystem und die Gesundheit in einer wissenschaftlichen Studie untersucht.

Mit dieser Honigstudie wurde der wissenschaftliche Nachweis erbracht, dass Bienenhonig aufgrund seiner wertvollen Inhaltsstoffe zu einer positiven Beeinflussung der Darmflora und des Abwehrsystems im Körper führt und damit der Erhaltung der Gesundheit (im ganzheitlichen Begriff als körperliches und psychisches Wohlbefinden) dient. Gefördert wurde die Studie von der Europäischen Union, dem Bund, Ländern und dem Österreichischen Imkerbund.

Im Abschlussbericht von Dr. Johann Puttinger ist zu lesen:
Echter naturbelassener Honig zeigt bei tägl.Einnahme von mind. 50g:

- *Deutliche Absenkung der Belastung mit freien Radikalen*
- *Immunologische Kräftigung im Immunstatus und dadurch verminderte Infektanfälligkeit*
- *Eine deutliche positive Wirkung auf verschiedene „Befindlichkeiten“ wie körperliche Belastbarkeit, Schlafqualität, psychisches Wohlbefinden, Muskelkrämpfe und Verdauung*

- *Eine äußerst regulative Wirkung auf Verdauungsstörungen wie chronische Verstopfung usw.*

(s. a. unter: **www.alsterbiene.de)**

Danach ist Zeit zum Walken, für Gartenarbeit, zum Fahrradfahren und für jedwede Bewegung an frischer Luft, in der Sie wunderbar tief ein- und ausatmen können; wenn Sie sich hierbei schon am Morgen verausgabt haben, verabreden Sie sich zu anregenden Gesprächen mit netten Leuten.

Das basische Abendessen

Gegen 18:00 Uhr wird zu Abend gegessen:

Diejenigen, die gezielt Gewicht verlieren möchten, lassen das Abendmahl ausfallen und ermöglichen so den Verdauungs- und Stoffwechselorganen eine ausgedehnte Erholung.

Für alle anderen gibt es einen kleinen(!) gemischten Salat vorweg. Erwärmen Sie nun das Kartoffel-Gemüse-Wasser vom Mittag (Sie haben es aus dem Dampfgarer aufgefangen), streuen Sie ein wenig Petersilie darauf und löffeln Sie es langsam.

Bis zu drei Reiswaffeln, die mit Butter bestrichen und mit Gomasio bestreut werden, und bis zu sechs eingeweichte Mandeln vervollständigen Ihr Abendessen.

Die Mandeln bitte schon zwei Tage vorher in kaltem Wasser einweichen, dann gleichen sie frischen Mandeln, sehr köstlich, und schmecken sogar ein wenig süß. Ob Sie die dunkle Haut abziehen oder nicht, ist reine Geschmackssache. Nach dem Abendessen tut bei jedem Wetter ein kurzer Spaziergang gut. Dabei oder danach werden mindestens zwei Lieder laut gesungen. Wer ganz genant ist, summt zumindest kräftig eine Melodie. Das fördert die tiefe Atmung, stimmt uns harmonisch und lässt uns wach für die anschließende zehnminütige Meditation werden.

Meditation

Wer noch nie meditiert hat, setzt sich aufrecht auf einen harten Stuhl (ohne Polster, nicht anlehnen), die Füße werden hüftbreit aufgestellt, die Hände auf die Oberschenkel abgelegt, der Kopf zeigt ein leichtes Doppelkinn, denn das Kinn zieht auf die Brust. Jetzt lausche ich meiner natürlichen Atmung. Der Mund bleibt geschlossen.

Versuchen Sie, der einströmenden kalten Luft durch die Nase so weit wie möglich nachzuspüren. „Der Weg des Atems ist: äußere Nase, Nasenhöhle mit Nasennebenhöhlen, Schlund, Kehlkopf, Luftröhre, Bronchien, Lungen." (K. Fischer, E. Kemmann-Huber: „Der bewusst zugelassene Atem")

Danach strömt die warme ausgeatmete Luft den gesamten Weg zurück hinaus. Wie weit nehmen Sie sie wahr? Beobachten Sie akribisch und lassen Sie die Nasenatmung normal fließen. Und beeinflussen Sie sie nicht.

Wenn Ihnen das zu eintönig ist, zählen Sie von zwanzig an rückwärts. Beim Einatmen denken Sie zwanzig, beim Ausatmen denken Sie zwanzig. Beim zweiten Einatmen denken Sie neunzehn, beim zweiten Ausatmen denken Sie neunzehn. Dann achtzehn und so weiter. Wie weit kommen Sie? Wenn Sie sich verzählen, fangen Sie wieder von vorne an. Nach zehn Minuten beenden Sie die Meditation.

Jetzt ist es etwa 21:00 Uhr, Zeit für einige Gedichte, entspannende Texte oder Gespräche in ruhiger Runde. Vielleicht haben Sie Lust, ein Basentagebuch zu schreiben? Jetzt ist der richtige Zeitpunkt. Dazu gibt es einen Becher Abendtee.

Bauchmassage

Später, wenn Sie im Bett liegen, liegt alles bereit für den zweiten Leberwickel. Doch vorher führen Sie noch eine **sanfte** Bauchmassage durch (in Anlehnung an Frau Dr. Renate Collier: „Wie neugeboren durch Darmreinigung").

Das geht folgenderweise (alle beschriebenen Übungen zwei bis drei Mal sanft und mit der Atmung durchführen):

1. Legen Sie beide Handflächen flach auf den nackten Bauch. Zwei Atemzüge lang liegen Sie einfach so da und nehmen Kontakt zu sich auf. Wie weit hebt und senkt sich Ihr Bauch?

2. Dann bewegen Sie Ihre flache linke und rechte Hand gleichzeitig in entgegengesetzter Richtung in kreisenden Bewegungen soweit es geht um den Bauch herum.

3. Nehmen Sie Ihren Bauch vom Rand aus rechts und links in die geöffneten Hände, drücken den Bauch beim Einatmen sanft ein wenig zusammen und lösen die Hände beim Ausatmen. Bitte hier ganz vorsichtig vorgehen.

4. Legen Sie Ihre Handflächen mittig auf den Bauch. Atmen Sie tief ein und aus und atmen Sie mit der Bauchdecke **gegen** die Hände. Diese machen die Bewegung nicht mit, sondern bleiben in ihrer Position.

5. Die Beine werden aufgestellt. Beide Hände werden wie Schaufeln an den Unterbauch gebracht (die kleinen Finger liegen in der Leiste beim Hüftbeuger). Jetzt kräftig einatmen, mit der Ausatmung wird die Bauchmasse nach oben in Richtung Bauchnabel geschoben. Falls Sie nicht bis zum Nabel gekommen sind, lassen Sie Ihre Hände an Ort und Stelle liegen und schieben mit der nächsten

Ausatmung die Bauchmasse weiter nach oben, bis kurz über Ihren Nabel hinaus.

6. Eine starke Zitterbewegung der Hände, die ich wieder flach auf den Bauch lege, beendet mein Programm.

Bitte den zweiten Leberwickel nicht vergessen. Ich bin mir sicher, Sie werden himmlisch schlafen.

Falls Sie Schmerzen bei der Massage verspüren, streichen Sie über diese Stelle nur ganz sanft. Der Darm ist sehr sensibel und hat unzählige Nervenzellen, er wird auch als zweites Gehirn (Darmgehirn) oder emotionales Gehirn bezeichnet.

„Die Darmnervenzellen sind ein komplexes Geflecht, das den gesamten Magen-Darm-Trakt durchzieht. Es besitzt vier- bis fünfmal mehr Neuronen als das Rückenmark und arbeitet selbstständig." (Wikipedia) Also seien Sie sanft zu sich, so, als ob Sie ein Häschen streicheln würden.

pH-Streifen

Am pH-Wert des Urins können wir den Säuregrad unseres Körpers bestimmen. Wir bestehen zu 70 % aus Wasser, das heißt, Stoffwechselreaktionen laufen in einer wässrigen Umgebung ab. Die Stärke einer Säure wird durch diejenige Menge an „sauren" Ionen ausgedrückt, die freigesetzt werden, die also die Höhe des pH-Wertes (=(lat.) potentia hydrogenii) ausmachen.

Säuren haben eine aggressive Wirkung, denken Sie an Ihren Hausputz. Wir entfernen zum Beispiel Kalk mit Essig- oder Zitronensäure aus dem Wasserkocher und dem Kaffeeautomaten.

Kontrollieren Sie auf der Toilette den Säuregehalt Ihres Urins mit einem pH-Streifen, um festzustellen, ob Ihr Stoffwechsel sich wirklich im basischen Bereich befindet. Dazu besorgen Sie sich pH-Streifen für die Urinkontrolle in der Apotheke. Die pH-Skala reicht von 0,0 (sehr sauer)bis 14,0 (sehr basisch). Der pH-Wert 7,0 ist der neutrale und für die Gesundheit der ideale Wert, Tagesschwankungen sind natürlich.

Dabei ist es wichtig, den Urin des „Mittelstrahls" zur Messung zu verwenden. Lassen Sie erst einen kleinen Teil des Urins ablaufen, bevor Sie den Streifen in den Strahl halten, weil Ihre Messung sonst durch den pH-Wert in der Harnröhre/Blase verfälscht wird. Anhand der Verfärbung können Sie den pH-Wert auf einer Skala ablesen.

Wie lange dauert es, bis Sie im basischen Bereich sind?

Bitte notieren Sie die Werte in einer Liste, die Sie sich selbst auf einem DIN-A4-Blatt anfertigen. An den oberen Rand schreiben Sie die Wochentage, an den linken Rand die Uhrzeit.

Sie werden über das Ergebnis überrascht sein. Gibt es Tageszeiten, an denen Sie immer sauer sind?

TRAGEN SIE IHRE PH-WERTE FÜR JEWEILS DREI TAGE IN DIESE TABELLE EIN UND VERBINDEN DIE WERT ZUR KURVE

	Datum													Datum											Datum										
NOTIZEN																																			
	0	2	4	6	8	10	12	14	16	18	20	22	0	2	4	6	8	10	12	14	16	18	20	22	0	2	4	6	8	10	12	14	16	18	20
7,4																																			
7,2																																			
7,0																																			
6,8																																			
6,6																																			
6,4																																			
6,2																																			
6,0																																			
5,8																																			
5,6																																			
5,4																																			
5,2																																			
5,0																																			
	0	2	4	6	8	10	12	14	16	18	20	22	0	2	4	6	8	10	12	14	16	18	20	22	0	2	4	6	8	10	12	14	16	18	20

Sie wissen jetzt jederzeit, ob Sie sich im sauren oder basischen Stoffwechselmilieu befinden.

Tagesschwankungen sind also normal, je nach Leberaktivität, psychischer Verfassung, Nahrung, und Tageszeit: morgens zwischen 6,2 und 6,8 und abends zwischen 6,8 und 7,4.

Hierdurch wissen Sie, dass Ihr Körper physiologisch arbeitet und sich von angesammelter Säure befreit.

! Wichtig:
Bei einem ausgewogenen Säure-Basen-Haushalt riecht frischer Schweiß nicht unangenehm.

Vervielfältigen Sie die Kopiervorlage auf der nächsten Seite und tragen Sie Ihre pH-Werte über die gesamte Zeit des Basenfastens ein und verbinden die Punkte zu einer Kurve.

Tipps

Gomasio können Sie folgenderweise selbst herstellen: Eins zu zehn ist das Maßverhältnis. Vermischen Sie einen Teil Meersalz mit zehn Teilen ungeschrotetem Sesam in einem Mixer und mixen es kurz durch. In einem fest verschließbaren Gefäß im Kühlschrank aufbewahren.

Gomasio ist reich an Mineralien und dient uns in dieser Zeit als Salzersatz. Es kann auch fertig gekauft werden, ist aber ungleich teurer.

Wenn Sie in den ersten Tagen Kopfschmerzen bekommen sollten, bringt ein Einlauf rasche Entlastung. Das Gehirn möchte seine gewohnten Gifte bekommen (Koffein, Teein, Weißmehl, Zucker) und drangsaliert Sie auf diese Art. Geben Sie nicht nach, jetzt bestimmen Sie die Regeln!

Wer möchte, kann sich einen Zettel und Stift neben das Bett legen und sich in der Fastenzeit seine Träume notieren. Bitte gleich in Stichworten aufschreiben, da Sie vermutlich den Traum sonst vergessen. Die Träume bieten Ihnen Gesprächsstoff für anregende und tief greifende Unterhaltungen.

Nach dem (in diesen Tagen vielleicht sanfteren) Fitnesstraining sollten Sie im Studio anschließend unbedingt in die Sauna gehen. Der Körper ist durch die Anstrengung übersäuert und kann über das Schwitzen der Haut (Haut = „Hilfsniere“) erneut leichter und zügiger ins Gleichgewicht gebracht werden.

Kaufen Sie das Gemüse bitte frisch ein, das heißt, es sollte nicht älter als zwei Tage sein, weil in dieser Frist die Vitamine noch optimal darin enthalten sind. Nach drei Tagen verflüchtigen sie sich immer rascher aus dem Gemüse.

Kurzfassung Tagesablauf

Noch einmal der Tagesablauf des Basenfastens in Kurzform:

Darmreinigungsdrink etwa 7 Uhr morgens trinken

Gegen 8 Uhr frühstücken, 9 Uhr Basentee

Gegen 11 Uhr einen bis zwei Becher Kräutertee

Gegen 13 Uhr Mittagessen

Danach 1 Stunde Mittagsruhe

Gegen 15:30 Uhr Nachmittagskräutertee, ein bis zwei Becher

Gegen 18 Uhr Abendessen

Gegen 21 Uhr einen Becher Kräutertee
(zum Beispiel 7x7® Basentee) trinken

Gegen 22 Uhr schlafen gehen

Was benötigen Sie?

- Butter, Olivenöl
- Reiswaffeln
- Frische Biokräuter, im Winter auf TK ausweichen
- Ganze Mandeln, zwei Tage einweichen
- Kürbiskerne, einen Tag einweichen
- Verschiedene Biogemüsesorten, Biokartoffeln
- Unterschiedliche Kräuterteesorten in Bioqualität, je nach Vorliebe zum Beispiel: Brennnessel, Anis, Kümmel, Fenchel, Minze, Kamille, Haferstroh, Beifuß und/oder Bohnenkraut. Lassen Sie sich im Bioladen beraten.
- Heimischen Honig, für Menschen, die auf Süßes nicht verzichten können
- Haferkleie, Leinsamen
- Ein Schröpfglas, aus der Apotheke oder über das Internet
- Für das Frühstück: einen halben säuerlichen Apfel, 7×7® Kräutertee und „Morgenstund®"; beides bekommen Sie als fertige Produkte von der Firma Jentschura in Ihrer Apotheke oder im Internet.
- Sesam und ein gutes Meersalz, einen Standmixer, um sich Gomasio (= gemahlener Sesam mit etwas Meersalz) selbst zuzubereiten.
- Einen Dampfgarer, der im Internet oft auch gebraucht angeboten wird. Neupreis etwa um 100 €.
- 100 g Bittersalz aus der Apotheke
- pH-Streifen aus der Apotheke
- Für den Leberwickel: Wärmflasche, Geschirrtuch, Frottiertuch Evtl. Zubehör für einen Darmeinlauf
- Evtl. einen Trinkwasserfilter

Erlaubt:
frisches Gemüse, Kartoffeln, Salat, Butter, Öl, Mandeln, Kürbiskerne, Sonnenblumenkerne, Kräuter, Kräutertee, stilles Wasser
Nicht erlaubt:
Obst, Kaffee, schwarzer Tee, grüner Tee, Früchtetee, Weißmehl und Weißmehlprodukte, Milch und Milchprodukte, alle Kohlsorten, alle Getreidesorten und natürlich Fleisch

! Wichtig:
ab dem vierzigstem Lebensjahr kann der Körper Brot schlechter verdauen. Deshalb kommt Brot nicht mehr so häufig auf den Tisch. Toasten Sie es vor dem Verzehr, dann hat es der Körper mit der Verwertung leichter.

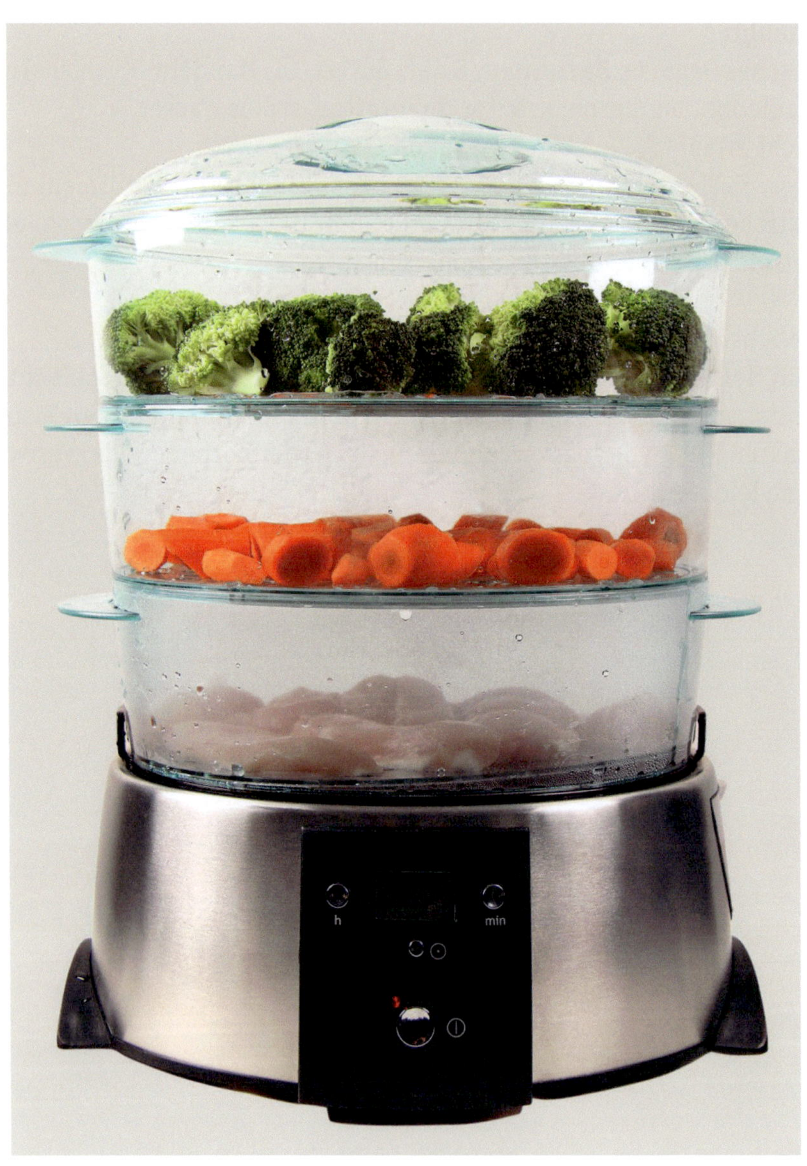

Dampfgarer

3. Mehr Erfolg beim Basenfasten durch Verständnis der Körperabläufe

Die Verdauung, unser Darm

Für die Gesunderhaltung ist eine funktionierende Verdauung unumgänglich: Im Darm befinden sich 80% unserer Immunzellen zur Abwehr von Krankheiten, er wird von 100 Millionen Nervenzellen in der Darmwand umhüllt, die in ihrem Aufbau eine genaue Abbildung des Gehirns im Kopf darstellen. Wir sprechen deshalb auch zu Recht von unserem „Bauchgehirn" oder vom Bauchgefühl, wenn wir zum Beispiel Ärger oder „Schmetterlinge im Bauch" wahrnehmen. Die Bedeutung des Darmes wird eindrucksvoll unter anderem dadurch ausgedrückt, dass sechsmal mehr Nervenleitungen vom Darm zum Gehirn laufen als in umgekehrter Richtung.

Der Darm hat eine innere Oberfläche von 400 Quadratmetern und ist damit vielfach größer als unser Hautorgan mit einer Fläche von 1,7 Quadratmetern.

Unserem Darm fallen im Körper unter anderem folgende Aufgaben zu: Krankheitsabwehr, Entgiftung und emotionale Wahrnehmung; er analysiert die Nahrung und entscheidet, was gebraucht und was ausgeschieden wird.

! Ganz wichtig:
Der Darm kontrolliert das Gleichgewicht der hemmenden und erregenden Botenstoffe im Gehirn und die Serotoninbildung. Das ist für alle Menschen mit depressiver Neigung interessant!

Schon die alten Griechen fassten es knapp so zusammen:
gesunder Darm = gesunder Mensch

Warum ist der Abbau der Säure für den Körper so immens wichtig? Um diese Frage beantworten zu können, müssen wir den Informationstransfer in den Körperzellen betrachten: „... denn bereits 1920 gelangte der russische Biologe Alexander Gurwitsch zu der Auffassung, dass lebende Zellen eine sehr schwache Lichtstrahlung abgeben ...

... In den 1970er Jahren wiesen mehrere Wissenschaftler erneut Photonenstrahlung aus biologischem Gewebe nach, unter anderem der deutsche Physiker Fritz-Albert Popp.

Er publizierte sein Wissen in dem Buch ‚Physiologie des Lichtes' (In jeder Zelle gibt es ‚Lichtsignale')" (Wikipedia). Die Zellen »sprechen« durch Licht im Gewebe.

Wenn ich also mein Gewebe „sauber" halte, kann eine gute Kommunikation stattfinden. Wenn die Körperzellen durch Säuren „trüb" sind, können die Signale von Zelle zu Zelle nicht mehr deutlich erkannt werden, ähnlich einer Autofahrt im Nebel, bei der man ja auch keine klare Sicht hat und es zu Fehlreaktionen kommen kann. Ähnlich auch dem Stimmengewirr, wenn alle durcheinanderreden und der Einzelne nichts mehr versteht.

Interessant finde ich den Ansatz, dass die Zellen sich mittels Licht verständigen. Daraus folgt die bildliche Vorstellung:

Damit im Körper die Reaktionen, zum Beispiel für die Nahrungsaufnahme fehlerlos ablaufen können, ist es von immenser Bedeutung, dass die Signale korrekt verstanden werden und unverstellt ankommen. Während ich zum Beispiel meine Nahrung im Mund kaue, werden Verdauungsenzyme gebildet und der Magen bekommt das Lichtsignal, Magensäure zu produzieren. Das Essen kommt also nicht unvorbereitet in den Magen (Wir platzen ja auch nicht mit der Tür ins Haus!). Wenn die Nahrung im Magen angekommen ist, geht ein Lichtsignal zum Zwölffingerdarm und Dünndarm, damit der Nahrungsbrei weitertransportiert und verwertet wird und so Platz für neue Nahrung macht.

Heute wissen wir, dass die Nervenbahnen von der Gewebeflüssigkeit umspült werden und Informationen weiterleiten. Was aber, wenn diese Gewebeflüssigkeit der Nerven „trüb“ ist und die Informationen nicht mehr korrekt weitergibt?

Wenn die Lichtsignale daher nicht mehr eindeutig oder verspätet ankommen, kann der Körper nicht angemessen und zeitig reagieren. Es kann zu fatalen Verzögerungen oder zum Ausfall notwendiger Körperreaktionen kommen. Die Bildung von Magensäure oder Gallensäure könnte zum Beispiel ausbleiben, der Weitertransport im Darm sich verzögern und es damit zu Verstopfungen, im schlimmsten Fall sogar zu Steinkot kommen.

Wie etwa bei der unmerklichen Veränderung einer Nachricht beim Spiel „Stille Post“, in dem wir damit allerdings unseren Spaß haben. Im Körper jedoch haben Fehlmeldungen und daraus entstehende Fehlabläufe häufig schwerwiegende Konsequenzen.

Sie bemerken sie zum Beispeil durch:

- ständiges Hungergefühl
- abnorme Sucht nach Süßem, Fett oder Alkohol
- Abgeschlagenheit schon beim Aufwachen
- Bewegungsunlust
- Niedergeschlagenheit, Trübsinn, Reizbarkeit oder ungewollte Aggression

Wenn ich durch Basenfasten einen sauberen, das heißt säurefreien Körper habe, laufen die Signale zeitgemäß ab und werden ohne Fehler aufgenommen, alles kann planmäßig vonstattengehen, so wie von der Natur vorgesehen.

Beim Diabetes kommt es zum Beispiel durch die ständige „Zuckertrübheit“ des Darmgewebes und seiner Nerven (!) zu Störungen des

Weitertransports. Diese „Zuckertrübheit“ der Nerven im Bereich der Beine bewirkt Empfindungs- und Bewegungsstörungen bis hin zu völliger Taubheit und Lähmung.

Wie mag es unserem Rückenmark und Gehirn gehen, wenn es lange Zeit trüb umspült wird? Stehen dann noch alle seine Funktionen (geistige Fitness) zur Verfügung?

Ausscheidungshelfer

Um uns bei der schwierigen Aufgabe der Entsäuerung zu unterstützen, gibt es Ausscheidungshelfer, die über den Darm, die Leber und die Nieren alle Säuren/Gifte ausscheiden. Ich befreie mich bei jedem Toilettengang, jedem Atemausstoß und jedem Gähnen (wird im Yoga geübt) von Säuren.

Tägliche moderate körperliche Anstrengungen, bei denen Sie tief bis in die Lungenspritzen ein- und ausatmen, sind sehr wichtig. Sie erreichen dieses zum Beispiel durch Fahrradfahren, Schwimmen, Walken. „Aus der Puste kommen“ befreit uns von Säuren und entlastet unsere Organe und belüftet auch die Lungenspitzen. Durchblutet wird nur, was im Körper gebraucht wird, alles andere stellt früher oder später die Funktion ein.

Die Haut

Aber auch über die Haut, die wir hier als „Hilfsniere“ bezeichnen, wird Säure ausgeschieden. Die Pumpzentren und damit Ausscheidungszentren der Haut befinden sich (für uns u. a. durch vermehrtes Schwitzen spürbar) besonders an den Fußsohlen, den Kniekehlen, im Schritt, After, Genital, Bauchnabel, zwischen den Brüsten, Achseln, Ellenbeugen, Handinnenflächen, Hinterkopf und im Gesicht. Hier gibt es mehrere Punkte (Augen, Nase, hinter den Ohren, Kinn).

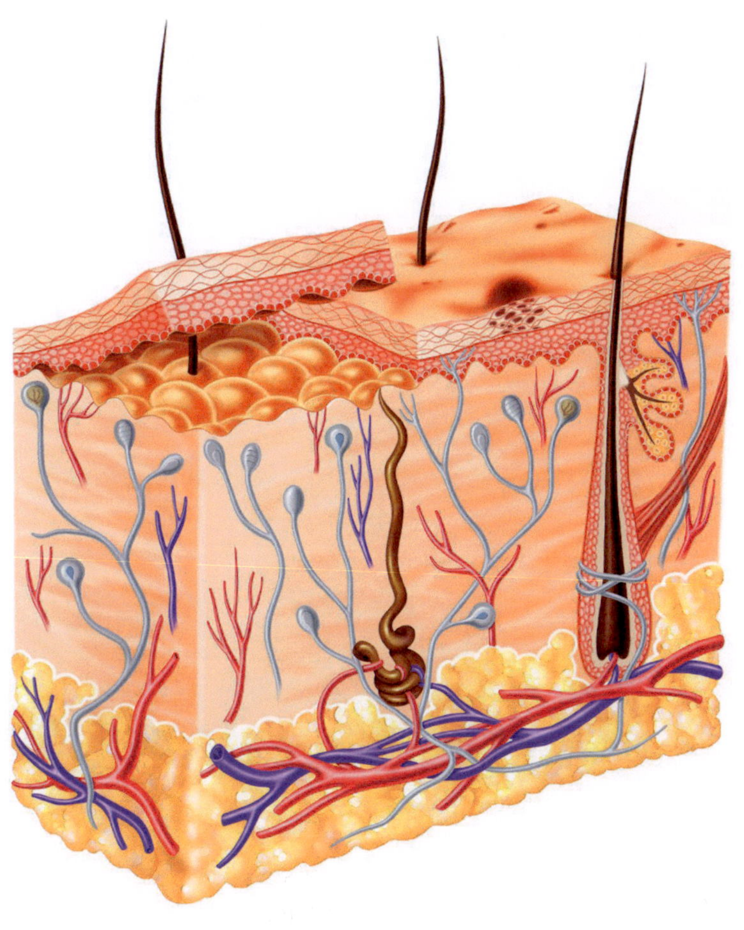

Haut mit darunter liegendem Bindegewebe im Querschnitt

Bei jeder Massage sollten Sie konsequent zu diesen Punkten hin massieren, damit es zu keinen Stauungen kommt, um den Abtransport zu beschleunigen und die Organe zu entlasten. Unter diesem Gesichtspunkt bekommt die Körperreinigung eine neue Bedeutung! Sie können sie durch Sauna, Bürstenmassagen, Schröpfmassagen, Bindegewebsmassagen oder den Einsatz eines Hamam-Handschuhs unterstützen.

Das Lymphsystem

Für Ihr Basenfasten ist es wichtig, das Lymphsystem zu verstehen. Ich werde es hier vereinfacht darstellen:

Das Lymphgefäßsystem ist ein immer noch unterschätztes, lebenswichtiges Transportsystem, das an allen Körperfunktionen direkt oder indirekt beteiligt ist. In ihm wird eine wässrige, klare Flüssigkeit transportiert, die Lymphe.

Etwa zwei Liter Lymphe muss das feine Netzwerk von Lymphgefäßen täglich zur Sammelstelle an der oberen Hohlvene schaffen, wo die Lymphe in das Blutsystem zurückgeführt wird.

Unser Körper ist von Lymphbahnen und Lymphsammelstellen, den Lymphknoten durchzogen. Es gibt über sechshundert Lymphknoten, 80% davon befinden sich in der Darmwand und -umgebung. Die zentralen Sammelgefäße werden immer dicker und laufen im Brustmilchgang zusammen, von wo aus sie in die obere Hohlvene abfließen.

Die Lymphgefäße ähneln einer Einbahnstraße, sie beginnen im Gewebe und hören im oberen Venenwinkel nahe des Herzens unterhalb des linken Schlüsselbeines auf; die Flüssigkeit fließt zum Herz und gelangt zurück in den Blutkreislauf.

In den Lymphknoten wird gesammelt, was für die Blutgefäße zu groß ist: Schlacken (Ablagerungsprodukte des Stoffwechsels), Bakterien, Viren.

Das Lymphgefäßsystem ist in Abschnitte unterteilt, es gibt keinen Rückfluss, weil Klappen den Rückfall verhindern und die Flüssigkeit nur in Herzrichtung gepumpt wird.

Man kann sagen, dass die Lymphe die Drainageflüssigkeit des Gewebes ist.

Die Lymphe wird in den Lymphgefäßen durch körpereigene Muskelkraft und Druck im Gewebe in Bewegung gehalten! Sie kann nicht, wie etwa durch Kontraktionen (Zusammenziehen) der Blutgefäße aktiv durch Muskelenergie weitertransportiert werden. Daher ist

Bewegungsmangel so fatal! Wer eingeschränkte Beweglichkeit (z.B. durch Arthrose) hat, sollte die übrigen noch beweglichen Körperteile umso mehr in Bewegung halten und täglich üben, um sie zu erhalten und sich daran zu erfreuen. Durch Massagen können wir die Lymphe anregen, doppelt so schnell zu arbeiten, um auf diese Weise die Entschlackung zu beschleunigen.

Die Lymphe muss fließen und sich bewegen, nur dann kann sie ohne Lymphstau ihrer Aufgabe nachkommen. Yoga, Gymnastik oder Sport fördern den Lymphfluss. Vergessen Sie hierbei nicht, auch die Muskeln von Oberkörper, Schultern und Armen zu trainieren, weil sich dort die wesentlichen Stationen des Lymphabflusses befinden.

Wenn wir zu viele Säuren zu uns nehmen, kann ein Teil dieser Substanzen nicht abgebaut werden, sie werden im Bindegewebe und um die Organe herum abgelagert. Dort im Unterhautfettgewebe ist die „Säureschlacke" weich und als wabbelige Gewebemasse leicht von außen zu ertasten oder auch mit dem bloßem Auge erkennbar.

4. Zehn häufige Fragen ans Basenfasten

1. Darf ich meine gewohnten Tabletten weiter nehmen?

In aller Regel wird das Basenfasten durch Medikamente nicht beeinflusst, da es sich um eine physiologische, nährstoffreiche und ausgewogene Ernährungsweise vom Typ „vegetarische Ernährung" handelt. Manche Medikamente werden allerdings auch durch vegetarische Ernährung beeinflusst, zum Beispiel die Einnahme von Macumar durch Vitamin K haltige Lebensmittel, wie grüne Gemüsesorten. Sie sollten daher in jedem Fall bei regelmäßiger oder gelegentlicher Einnahme von Medikamenten die Planung des Basenfastens vorher mit Ihrem Arzt besprechen.

2. Wann ist der beste Zeitpunkt, um mit dem Basenfasten zu beginnen?

Es gibt keinen guten oder schlechten Zeitpunkt. Ihre richtige Zeit dafür ist gekommen, wenn Sie innerlich „Ja" sagen, um für sieben beziehungsweise vierzehn Tage auf Ihr gewohntes Essen zu verzichten. Horchen Sie in sich hinein, dann erfahren Sie Ihren besten Stichtag!

3. Ist Basenfasten im Alltag möglich oder muss ich Urlaub nehmen?

Um Basenfasten erfolgreich in den Berufsalltag zu integrieren, gehört mehr Disziplin dazu, als es im Urlaub zu praktizieren. Ich habe die Erfahrung gemacht, dass es vielen Menschen in einer Auszeit leichter fällt. Wenn Sie aber zu den Menschen gehören, die sich gut organisieren und disziplinieren können, ist es auch im Alltag möglich. Starten Sie am Wochenende, dann haben Sie für die Umstellungstage ein bisschen mehr Zeit und Ruhe, um sich einzugewöhnen.

4. Belastet das Basenfasten das Zusammenleben mit meinem Partner?

Das Zusammenleben mit Ihrem Partner wird beim Basenfasten in keiner Weise getrübt. Ihr Partner kann, wenn er es möchte, an den basischen Mahlzeiten teilnehmen, sie ganz oder teilweise mit Ihnen einnehmen und bei Bedarf mit der gewohnten Ernährung ergänzen. Vielleicht fühlen Sie sich aber weniger leistungsfähig und sind eher müde und allgemein etwas langsamer und bedächtiger; sie brauchen daher mehr Rücksicht und Zuwendung. In dieser Zeit haben Sie ja auch einiges damit zu tun, Ihren Körper ganz besonders sensibel wahrzunehmen. Besprechen Sie Ihr Vorhaben und bitten Sie Ihren Partner vorher um Verständnis, falls Sie abends früher müde sein sollten und zeitiger ins Bett gehen werden. Das Schröpfen und die Massagen können Sie sich gegenseitig geben und möglicherweise wird Ihr Partner beim nächsten Mal ja auch mit dabei sein wollen.

5. Was tue ich, wenn ich eingeladen bin oder auswärts essen „muss“?

Sparen Sie Einladungen in dieser Zeit weitgehend aus. Informieren Sie ihre Freunde und Bekannten, dass Sie mit einer für Sie ganz wichtigen Umstellung der Ernährung befasst sind und zeigen Sie Ihnen aber auch Ihr Interesse und Ihren Enthusiasmus. Es ist schön, wenn die Menschen Ihrer Umgebung diesen Weg des Basenfastens gefühlsmäßig mit Ihnen gehen und Sie unterstützen. Konzentrieren Sie sich aber voll darauf, dass Basenfasten so gut als möglich durchzuführen. Am einfachsten ist es noch, sich mit Freunden oder Bekannten mittags in einem Restaurant zu treffen, das gute vegetarische Biokost anbietet, dann können Sie Salat mit Öl, Pellkartoffeln und Gemüse essen und Ihrer Umgebung zeigen, dass Basenfasten prinzipiell unkompliziert und leicht durchführbar ist.

6. Wie lange darf ich die Darmreinigung machen?

Bitte besprechen Sie es mit Ihrem Arzt. Für gesunde Menschen ist die Einnahme von einem halben Teelöffel Bittersalz über sieben bis vierzehn Tage unproblematisch und trägt außerordentlich viel zu Ihrem Wohlbefinden bei. Die Bauchmassage können Sie lebenslang ausführen.

7. Soll ich während des Basenfastens basische Tabletten einnehmen?

In der Apotheke und Drogerie werden basische Tabletten angeboten, die den Stoffwechsel des gesamten Körpers durch höhere Mengen ausgewählter Mineralien in Richtung des basischen pH-Wertes umstimmen sollen. Sie müssen aber davon ausgehen, dass sich der gesamte Körper durch solche Tabletten schon rein mengenmäßig nicht umstimmen lässt und schon gar nicht an die Reserven und Ablagerungen (Schlacken) geht. Sie wollen Ihren Körper auf physiologische, natürliche Weise durch die Ernährung mit viel Gemüse und Kartoffeln auf einen basischen pH-Wert umstimmen und nicht bloß durch Medikamente in eine Richtung zwingen. Sie setzen sozusagen beim Stoffwechsel selbst an. Aus diesem Grund sind basische Tabletten allgemein in ihrer Wirkung beschränkt und sollten mit dem Basenfasten zu keiner Zeit kombiniert werden. Sollten Sie dennoch Basentabletten während des Basenfastens einnehmen wollen, besprechen sie es auf jeden Fall mit Ihrem Arzt! Essen Sie in dieser Zeit am besten ausreichend basische Lebensmittel und Sie werden lernen, wie sich ein basischer Körper anfühlt.

8. Darf ich weiterhin ins Fitnesscenter gehen?

Ja, aber bitte nur gemäßigt trainieren, da heftige Anstrengungen den Körper übersäuern. Bewegung gehört zum Basenfasten, das bedeutet: In dieser Zeit bleibt Ihnen Ausdauertraining mit Fahrrad oder Laufband, wobei Sie sich keinesfalls überanstrengen sollten! Bitte planen Sie im Anschluss Zeit für einen Saunagang ein und benutzen Sie die Haut so ganz natürlich als Ausscheidungsorgan.

9. Kann ich zu viel essen?

Das ist nur mittags möglich. Mehr als vier bis fünf faustgroße Kartoffeln sollten es trotzdem nicht sein, denn hinzu kommt ja noch Gemüse, mindestens drei unterschiedliche Sorten. Vom Gemüse können Sie zu Mittag so viel essen, wie Sie möchten. Davon gibt es nie zu viel, Gemüse hat nämlich eine sehr geringe Energiedichte, Schokolade demgegenüber zum Beispiel eine sehr hohe. Das bedeutet, in der gleichen Menge Gemüse findet sich deutlich weniger Energie als in Schokolade. Gemüse hat insgesamt gesehen sogar eine so geringe Energiedichte, dass die vorhandene Energie in aller Regel schon durch den Stoffwechsel, dieses Gemüse zu verdauen, aufgebraucht wird. Deshalb können sie mittags so viel Gemüse essen, wie Sie möchten.

10. Was tue ich, wenn ich unter Verstopfung leide?

Verstopfung sollten Sie in der Zeit des Basenfastens auf keinen Fall durch Tabletten oder andere chemisch definierte Medikamente bekämpfen. Versuchen Sie einen „hohen Einlauf“, er schafft sofort Entlastung. Falls die Verstopfung über mehr als drei Tage anhält, sollten Sie sicherheitshalber Ihren Arzt befragen und in den nächsten Tagen zusätzlich einen Teelöffel indische Flohsamenschalen mit zwei Gläsern Wasser zu sich nehmen. Das Wasser ist hierbei wichtig, denn Flohsamenschalen sind ein Quellmittel und benötigen Wasser, um im Darm zu quellen und für eine natürliche Passage des Stuhlganges zu sorgen.

Falls es immer noch nicht von allein geht, kochen Sie sich aus 100 ml Wasser und zwei bis drei Esslöffeln Leinsamen einen Sud. Lassen Sie das Ganze etwa zwei Minuten im Topf aufwallen, seihen Sie es durch ein Sieb ab und trinken Sie es lauwarm.

Erziehen Sie ihren Darm, in dem Sie jeden Tag zur selben Uhrzeit zur Toilette gehen, ob Sie einen Drang verspüren oder nicht, um einen Stuhlgang „anzubieten“. Nach einiger Zeit reagiert der Darm und zeigt zu dieser Stunde Entleerungsbewegungen an. Weichen Sie nun nicht mehr von dem eingeschlagenen Weg ab. Die eventuellen Probleme mit störenden Blähungen werden ganz oder nahezu vollständig verschwinden und schon daher sind Sie bei und nach dem Basenfasten mehr gesellschaftsfähig.

Danach

Bei dem Basen-Fasten gehen wir zu unserer ursprünglichen Ernährung zurück. Wir haben keine oder nur wenige Zusätze in der Nahrung.

Nach der Kur, wenn ihr Darm gereinigt ist, können Sie selbst austesten, welche Lebensmittel Sie nicht vertragen. Fangen Sie langsam an „normal“ zu essen und beobachten Sie, wie Ihr Darm mit der angebotenen Nahrung zurechtkommt und wie es Ihnen dabei geht. Führen Sie ein Ernährungstagebuch, das hilft Ihnen vor dem Vergessen.

Schlusswort

Nach diesen vierzehn Tagen „ohne“ werden Sie belohnt mit: körperlicher Fitness, gutem Aussehen, guter Stimmung und einem Gespür dafür, wann Sie genug gegessen haben und es mal wieder Zeit sein wird, Ihren Körper und Geist auszubalancieren. Ihnen wird es wie mir ergehen und Sie werden auf dieses frische Lebensgefühl nicht mehr verzichten wollen.

Dieses Buch richtet sich an Menschen, die im Allgemeinen gesund sind. Bei speziellen Krankheiten lassen Sie sich bitte vor der Kur untersuchen und besprechen Ihr Vorhaben mit Ihrem Arzt.

Diese Kur dürfen nur gesunde Menschen in eigener Verantwortung durchführen. Wer regelmäßig Medikamente einnimmt und/oder chronisch krank ist, muss vor Beginn unbedingt mit seinem Arzt das Vorgehen besprechen und um Erlaubnis fragen. Diese Kur dürfen nicht machen:

- Schwangere und stillende Frauen
- Menschen, die Blutgerinnungsmittel (z. B. Marcumar) einnehmen
- Menschen, die unter starker psychischer Belastung stehen
- Menschen, die frisch operiert sind oder schwere Krankheiten hinter sich haben und
- Kranke, die schnell an Gewicht verlieren, z. B. bei Krebs oder Aids

Wenn Sie Ihren Körper auf diese Weise einmal kennengelernt haben, werden Sie nicht mehr auf einen intakten Geist und Körper verzichten wollen. Jetzt wissen Sie, wie es geht, also beginnen Sie von Neuem. Nun gibt es keinen Grund mehr, sich noch länger unwohl zu fühlen!

Literatur

Dr. Günter Frings, Rita Liebke: „For ever Beauty Skinconditioning: Der dermatologische Weg zur gesunden Haut“. Ritualis Verlag, Hamburg. 2004.

Wikipedia

Dr. med. Renate Collier: „Wie neugeboren durch Darmreinigung“. Gräfe und Unzer Verlag. München. 1995.

Dr. med. Karl J. Pflugbeil: „Bio Topping: Immer obenauf mit den Rhythmen der Natur“. BLV Verlagsgemeinschaft. München, Wien, Zürich. 1993.

Karin Fischer: „Der bewusst zugelassene Atem: Theorie und Praxis der Atemlehre“.Urban und Fischer. München, Jena. 1999.

Dr. med. Barbara Hendel, Peter Ferreira: „Wasser & Salz: Urquell des Lebens: Über die heilende Kräfte der Natur“. Ina Verlags AG. Baar. 2004.

Johan Abele: „Das Schröpfen: Eine bewährte alternative Heilmethode“. G. Fischer. Ulm, Stuttgart, Jena, Lübeck. 1998.

Peter Jentschura, Josef Lohkämpfer: „Zivilisatoselos: leben - frei von den Zivilisationskrankheiten unserer Zeit“.

Fritz-Albert Popp: „Biologie des Lichtes.“: Grundlagen der ultraschwachen Zellstarhlung. Berlin. 1996.

Bisher erschienene Veröffentlichungen der Autorin

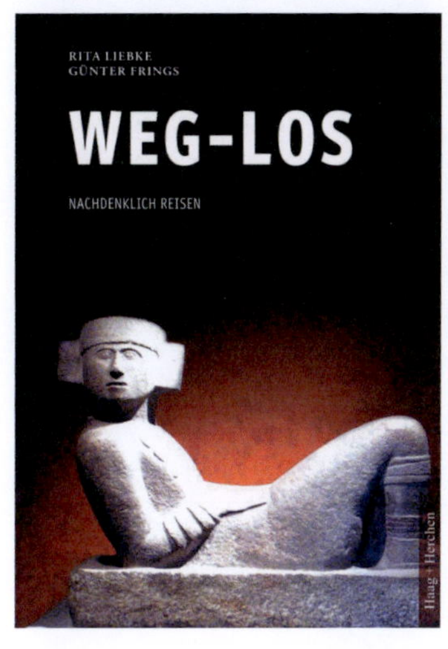

Neuseeland, Thailand, Südafrika, Mexiko, Marokko, Rhodos, Dubai, Mauritius und dazwischen Spurensuche in Bessarabien, Polen und Kärnten — Rita Liebke und Günter Frings sind auf ihre Art unterwegs.

Sie suchen im Gastland den Spirit, den Glauben der Menschen, ihre Sprache, ihre Gedanken, ihr Herz: Reisen zum Wesen eines Volkes. Immer aber sind die Reisen auch eines: Reisen ins eigene Innere, Reisen mit Fragen, die im Außen auftauchen und im Inneren ihre ruhige, tiefe und ernst gefühlte Antwort suchen. Ein Reisebegleiter der besonderen Art in Länder, die das Herz und den Sinn weiten mit lesbaren und sichtbaren Bildern, die einfangen, was die Faszination des jeweiligen Landes ausmacht. Ein Buch der leisen, eindringlichen Töne in jeder Hinsicht.

»... Ich wollte nicht wie ein Buchhalter Fakten abprüfen, sondern ich wollte versuchen, emotional zu verstehen. Antworten auf Fragen: Warum bin ich so wie ich bin? Was hat mich geformt? Welche Gene, welche Werte und Normen haben mich werden lassen, wie ich bin? Um mich zu verstehen, wollte ich schauen, wer vor mir da war ...«

Rita Liebke, geb. 1953, und Günter Frings, geb. 1952, leben und arbeiten seit vielen Jahren in Hamburg.

Fotos: Günter Frings

ISBN 978-3-89846-555-7 9 /83898 465557

€ 19,80 [D]. SFr 35,60

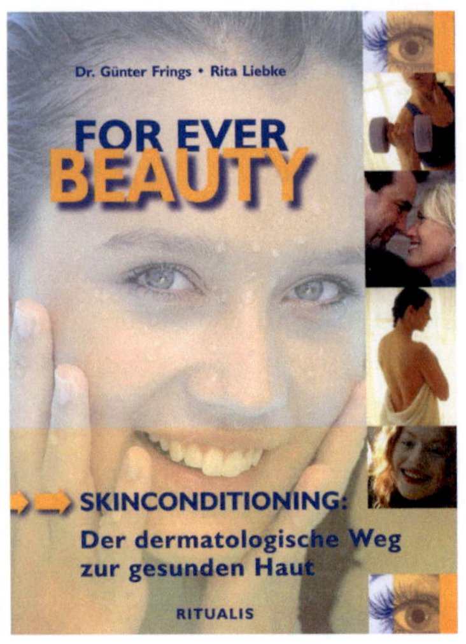

Zeitsparend täglich 3 Minuten Skinconditioning morgens und abends für 100% Beauty • Basics, Reinigung+ Massage +Pflege: Nie ohne dieses Trio • Date Wann lernen Sie die Haut Ihres Lebens kennen? • Schöne Zeiten Ihre wöchentliche Beauty-Stunde so effektiv wie Ihr Fitnessprogramm • Aktive Teilnehmer, natürliche Rohstoffkonzentrate, Energieduschen und Vitamincocktails, Widerstandskämpfer und Hautschutzschilde, Bausteine hautähnlicher Cremes, Tiefenbefeuchter und sanfte „Phyto-Östrogene"... • Messen Hautfunktionsmessungen: soviel wert wie Ihre neue Pflegeserie • Die biologische Uhr Von welchen Zeitrhythmen Sie profitieren • Kostenlos Halbseitenversuch: Ihr 24 Stunden Hautberater • Saison Ihre Winterhaut - Ihr Schutz vor der „schönen" Sonne • Männer Die lästigen Pflegeprobleme und ihre Lösung • „2" in „1" Wie Sie Ihre Körperhaut beim Duschen fit halten • Essentials, Augen-, Lippen- Hand-, Nagel-, Fußpflege. Was Fältchen im Gesicht über Ihren Körper aussagen • Beauty Was mögen Frauen an Männern, Männer an Frauen? • Hilfen Ampullen, Masken und Peelings effektiv einsetzen • Beauty für kranke Haut Pflege bei Hautproblemen • Essen Sie sich schön Warum Sie Vitalstoffe von innen und außen brauchen • Bewegen Sie sich schön In Schweiß gekommen spüren Sie Ihre Haut atmen und sich reinigen • Schlafen Sie sich schön Wann das Wachstumshormon im Schlaf Ihre Figur formt und Sie Jahre jünger machen kann • Kür und Pflicht Warum Basispflege so unverzichtbar wie Essen und Trinken ist, wann Sie ganz spezielle Pflege brauchen und welche Luxus-Highlights Ihnen winken ...

ISBN 3-00-013997-4

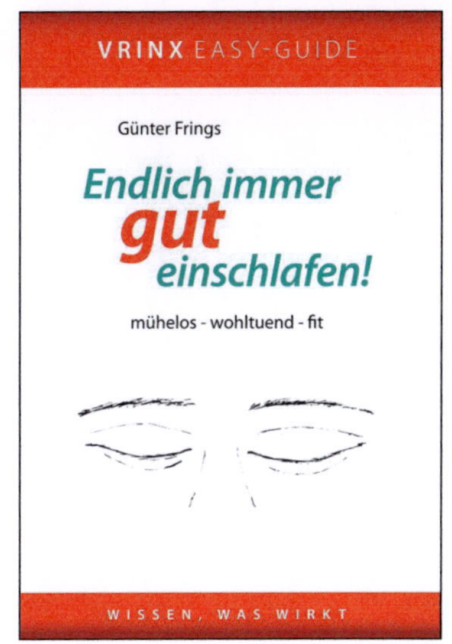

VRINX EASY-GUIDE

GUTE LÖSUNGEN SIND EINFACH, REALISIERBAR UND ERFOLGREICH!
VRINX EASY GUIDES FÜR JEDEN TAG

Neue Ratgeber für unkompliziert erfolgreiches Wissen im echten, preiswerten Taschenbuch!
Schluss mit nächtelangem Wälzen, Grübeln, Schlaflosigkeit und Tagesmüdigkeit!
3 einfache Schritte in den erholsamen Schlaf!

Geheimnis: Wohlig entspannt in die Nacht kommen!
Service: Basics für gutes Einschlafen
Außen + Innen, Kopf + Bauch
Von Teufelskreisen und Schlafräubern
„Biologische Wege" in den guten Schlaf
Kompakt: 10 Fragen an den Schlaf und ihre Antworten!

ISBN 978-3-8391-5174-7 € 4,85

Notizen

Notizen

Notizen

Notizen

Notizen